Nursing Today
ブックレット・17

「コロナ」がもたらした倫理的ジレンマ

◉目次

二〇一九年冬から続く新型コロナウイルス感染症（COVID-19）パンデミック。目には見えない脅威のために人々は疑心暗鬼に陥り、社会はさまざまな形で従来のあり方に変容を余儀なくされています。たとえば感染抑制対策には人権や倫理の見地から危うい部分があることや、予防や治療方法の長期的な効果や安全性が不確かな中で、効果の確立と普及を急ぐ医薬品開発のルール運用にもジレンマが生じています。私たちはこのような現状をどのようにとらえ、どう対応していけばよいのか、医療倫理の視点から考察します。

（編集部）

自粛と行動変容

――日本での行動制限について考える

大北全俊

おおきた・たけとし◉東北大学大学院医学系研究科医療倫理学分野 准教授

日本の新型コロナウイルス感染症（以下、COVID-19）対策の特徴としてよく言及されるのが「自粛」である。欧米などで「ロックダウン」と呼ばれる強制的な外出制限措置がとられる一方、日本では最も厳格な制限が実施される「緊急事態宣言」においても、感染した人や濃厚接触者以外の一般市民に対して強制的な移動制限措置は実施されないまま現在（二〇二一年九月）に至る。「自粛」という用語は日本では馴染みのあるものと言ってよいだろう。後で確認するが、これまでもいくつかの出来事を契機に自粛が話題となり、社会が広く行動抑制に準ずることに疑問を投げかける議論が起きたのもまた、今回のCOVID-19が初めてではない[1]。

このように馴染みのある「自粛」という用語で日本の対策を記述することが多いように思われるが、しかし、感染が広がり始めた頃の呼びかけには「行動変容」という用語もよく使われていた。代表的なものが二〇二〇年四月七日に当時の首相より発出された第一回目の緊急事態宣言である[2]。

またそれに先立つ時期に「新型コロナウイルス感染症対策専門家会議」から「市民の行動変容」が呼びかけられていた[3]。

自粛も行動変容も、現状の感染症対策として求められている意味や内容としてそれほど違いはないようにも見える。しかしながら、それぞれの用語は異なる場面で用いられてきたものであり、重複して使われたのは今回が初めてではないかと思われる。とくに英語への翻訳を考えると、自粛の翻訳は定訳がないようで voluntary restraint とも、時には jishuku とそのままローマ字として記述する場合もある[4]。

一方の行動変容は、むしろ英語の behavior change や behavior modification を日本語に翻訳したと理解するほうが現状に合っているだろう。朝日新聞のデータベース（聞蔵Ⅱ）を用いた簡易なキーワード検索を行うと、行動変容の初出は一九九〇年のカウンセリングに関する、いわば外来の取り組みについての記事だった[5]。内発的に発生してきた「自粛」という用語と、英語を翻訳した「行動変容」という用語の両者が、この度の一般市民を対象とした行動制限対策で用いられた。そのように記述することも可能であるだろう。細かなこだわりかもしれないが、日本での一般市民を対象とした対策とは何であるのか、自分たちはどのような状況に置かれているのか理解するために、この二つの用語のそれぞれが持つ意味をもう少し深めて考えてみたいと思う。

自粛について

社会学者の伊藤によって行われた新聞記事の調査によると、「自粛」という用語は古く一八八〇年ごろより確認される[1]。頻繁に用いられるのは一九三六年以降の戦時体制に向かう時期以降とのことで、オイルショック（一九七三～七五年）、日米貿易摩擦（一九八〇～八一年）、昭和天皇崩御（一九八八～八九年）、湾岸戦争（一九九一～九二年）、震災（阪神・淡路大震災：一九九五年、東日本大震災：二〇一一年）といった一連の出来事に合わせて、記事に掲載される数が増えているという[1]。同じく社会学者の森山による調査では、A/H1N1インフルエンザのパンデミック時にも、自粛について記述されている記事数の増加がみられるという[6]。そして、今回のCOVID-19での増え方が群を抜いている[1・6]。

このように、本来は自主的になされるべき自粛が、社会的に広く実施される状態をどのように考えるか。社会学者の苅谷は、市民と政府の関係性について、ロックダウンの実施された欧米と比較して次のような記述を行っている。すなわち、日本のような自粛の要請にみられる市民と政府との関係は、ロックダウンの実施された欧米のような法的関係とは異なり、「道徳的な空間における要請と応答という関係」として記述している[7]。苅谷は、自身が滞在するイギリスで実施されたstay homeという強制的な外出制限措置は、市民自らが選んだ政府の命令に市民が従うというような、相互の直接的な契約関係に基づく法的措置という性格が明確なものと記述する。

一方、自粛の要請は、呼びかけられたほうにそれに応答するか否か、なんらかの自発性が求められることとなる。自粛の呼びかけを善しとして応答するか、悪し(あるいは不要)として拒否するか、法的命令への服従の有無ではなく、個人は道徳的な善悪の判断に基づくもののように振る舞うことになる。パンデミックという重大な事態への対策にあたり、一般市民に向かって法的命令ではなく自粛を呼びかけることによって、政府は法ではなく道徳の世界で機能するものになるという指摘である。そうして、公的な警察ではなく私的な「自粛警察」が、道徳的に「けしからん」と思われる振る舞いをする個人・団体を糾弾するという現象が発生する、そのように考えることもできるだろう。

もっとも、法的命令ではあったとしても個別の実践においてはなんらかの内発的な動機は求められるところであり、法と道徳は明確に棲み分けられているというものでもない。また、政府や自治体などによる自粛要請も、新型インフルエンザ等対策特別措置法に規定されている協力要請などに基づくものである(第四十五条)。しかし、法自体が自粛を要請するとはいかなる事態か、予防接種法の「接種努力義務」のように個人の裁量に委ねられるような法規定が散見されるが、法そのものも変質している可能性もあるように思う。

行動変容について

感染症対策を専門とする医学・公衆衛生の専門家側から市民に対して提起したかったのは、自粛というよりも行動変容ではないかと推測する。行動変容は、ヘルス・プロモーションなど健康リスク行為をよりリスクの低いものへ変容するように誘う、そのような介入プログラムで用いられることが多い。禁煙する、摂食する、運動する、またＨＩＶ感染症の領域では感染リスクの高い性行為をなるべく低いものへと変容させていく。行動変容とはこのようなリスクマネジメントを意味する用語である。ヘルスケア領域の専門職者・研究者にとっては、行動変容という用語や介入プログラムは比較的馴染みのあるものであると思われ、また感染拡大の抑止という観点からも、むやみやたらな自粛より、行動変容による的確な感染リスク低減のほうが望ましいと考えるだろう。

一方、一般市民にとっては、「自粛」と比較するとそれほど馴染みのある用語ではなかったのではないかと思われる。行動変容は専門用語とまでは言えないとしても、たとえば受診した医師からなんの前置きもなしに「メタボなので行動変容してください」というように言われるようなことは、おそらくないだろう。筆者はＨＩＶ感染症の検査事業や感染不安に対応する相談事業に関わっていたことがある。サービスを提供するスタッフ間では行動変容という用語をよく用いていたが、検査や相談にくる一般の人たちに対して用いた記憶はない。また、行動変容とはどのようなステップを経て行われるのか、またどのようなアプローチが有効であるのか、心理学などをベースに理論化されている[8]。このように、行動変容というのはある程度の専門的介入とプロセスを要するものであり、主に介入する側が用いる概念・用語であるだろう。

しかしながら、第一回目の緊急事態宣言の時に、当時の首相より市民に向けて「行動変容」が呼びかけられた。その意味するところについて、拙論で「リスク・マネジメントのプロ化の宣言」と記述したことがある[9]。

リスク概念がますます重視される傾向について、社会学や文化人類学など幅広い分野で分析が行われている。個人は、なんらかの共同体や組織への従属的な一員としてのポジションから、企業家的な主体 entrepreneurial subject と記述されるような、あらゆるタスクを自らこなすべき主体へと変容してきていると指摘されている[10]。

思想家のビョンチョル・ハンは、現代について、命令や規範に服従する「従順な主体（obedience-subjects）」から自らタスクをこなしていく「能力の主体（achievement-subjects）」へと変容してきたと指摘する[11]。並行して、個人に服従を要請する「規律社会」から、個人自ら能力を発揮してタスクをこなしていく「能力社会」へと変容したと記述する。個人に向けた呼びかけとしては、「〜すべき」というよりも、「〜できる（はず）」というように変容してきたとも言えるだろう。このような記述も人により感じ方は異なり、議論の分かれるところと思われる。しかし、保険や投資など、ますます自身でリスクに備え、リスクマネジメントをすることが必要となっていることは、多くの人が切実に感じているところではないだろうか。

こうした時代的傾向を前提として見てみたとき、第一回目の緊急事態宣言で時の首相より「行動変容」を要請されるということは、ロックダウンのような強制的な指示への服従の要請ではなく、ある程度のプロとしてリスクマネジメントできるはずである、という個々人へ向けた「リスクマネジメントのプロ化の通告」と見なすべきではないか、筆者はそのように記述した[9]。

「三密」の回避など一定の指示はあったものの、個人は未知の感染症に対するリスクマネジメントの裁量を委ねられることとなった。外出や会食などリスクのある行為をしたことによる公的な処罰はないものの、仮に感染した場合はリスクマネジメントの失敗としてその責任を問われうる。また、リスクマネジメントの裁量が委ねられたとしても目に見えないウイルスをどのように回避すればよいのか、感染管理のプロではない一般市民にはそもそも自身の判断で行為の取捨選択は難しい。

たとえば、マスク着用など周囲の人が実施していることを踏襲せざるを得ず、またそこからの逸脱はリスク行為として非難の対象になりかねない。周囲の人に合わせていることをマスク着用の理由として回答する人が多いという調査結果もある[12]。そもそもマスク着用は法的義務ではなく人と距離のある状態での屋外でのマスク着用は公的にも求められていないにもかかわらず、あえて政府から屋外マスク不要の呼びかけがなされるほど強固に遵守されている[13]。

リスクマネジメントを委ねられている以上、リスクがあると思われる事態あるいは人物を避けようとすることは、リスクマネジメントの一環と考えることも可能である。医療者やその家族が保育園への登園などを拒否されるというような差別的な事態が報告されているが[14]、何をリスクと考えるかということの判断やマネジメント行為の適否の判断が難しい以上、十分に発生しうる事態であるだろう。

「不安を差別につなげちゃいけない」というメッセージに見られるように[15]、行政も新型コロナウイルス感染症対策分科会としてワーキンググループを立ち上げるなど、差別・偏見事案に対して取り組みを行っている[16]。このような公的な取り組みは大変重要であることに異論はないと思われるものの、単なる不安に突き動かされた感情の問題と片付けることはできないのではないだろうか。行動変容という「リスクマネジメントができるはずの存在」と位置付けられた個々人が自らの、また自らが管理責任を負うところの集団のためのリスクマネジメントとして実施することと、「差別」とは紙一重であるだろう。

改めて自粛・行動変容とは

以上のように、自粛そして行動変容という用語の意味を考えてみることで、個人の置かれている状況について理解する、限られてはいるがいくつかの手立てが得られたように思う。個人として、自粛をするか否か道徳的な判断の適否が問われつつ、リスクマネジメントの裁量を委ねられたものとしてその責任を問われ続ける。それゆえ、マスクの常時着用のように厳格なリスクマネジメント行為に駆り立てられ、感染リスクが高いと思われる人をあからさまに排斥することも辞さない。あるいは、人によりリスク判断が異なるため軋轢や調整が困難となる場合も生じうる。

欧米などで実施されたような強制的なロックダウンのほうが望ましいのか、日本などで実施された自粛かつ行動変容を主とする非強制的な措置のほうが望ましいのか、感染拡大当初より議論が続けられているテーマである。憲法学の視点から曽我部[17]は、欧米で行われたようなロックダウンについて、実施後の救済措置や監視措置がある程度整っていることが実施の条件にあるという。そしてそれらの安全装置が整っているとは言い難い日本では「緩やかな規制に対して緩やかに統制する、ゆるふわ立憲主義で行くしかないのではないか」と指摘する。強制的措置の実施というのは安易に行われるべきではなく、いずれが望ましいかということについては、感染抑止効果という点をはじめ多角的な検討を経て判断されるべきであるだろう。

ただ、日本で行われてきた自粛かつ行動変容を軸とする対策が、憲法学というような法規範の性格としては「ゆるふわ」であるかもしれないが、実際に到来した事態は「ゆるふわ」と言えるのか。倒産に追いやられた企業や商店の関係者、女性を中心に増加が報告されている自殺者、自粛警察の対象になった人、差別の対象となった人、あるいは自粛警察になってしまった人、差別をしてしまった人にとってはどうか。

自粛かつ行動変容を主とする対策は日本という地域には合っているのかもしれないし、またCOVID-19のような変異を繰り返し長期化する感染症への対応としては優れているのかもしれない。しかし、感染症対策の手段としての適否とは別に、それがどのようなインパクトを持ちうるものなのか、まさに個々人の生活に関わる問題として考える必要があるだろう。強制的な措置より裁量の幅が広く自由であるかもしれないし、個人の自主性を尊重する倫理的にも望ましい措置と言えるかもしれない。ただ、個々人がリスクマネジメントに汲々とするあり方は、「自己責任」を過度に追求するなど、孤立を深めていく懸念もある。

COVID-19ではより感染に脆弱であったり、移動制限のような対策で深刻なダメージを負う人々がいたりするなど格差の問題が浮き彫りになった[18]。自分自身のリスクマネジメントはもちろん重要ではあるのだが、同時に、社会に住む人々が、その難しさ、不確かさをいろいろな仕方で抱えているということに注意を向けることも重要と考える。

引用文献（ウェブサイト：二〇二二年九月一〇日確認）

1　伊藤昌亮：自粛の社会史．マス・コミュニケーション研究、二〇二一、九八、五一－六五頁．

2　首相官邸：新型コロナウイルス感染症に関する安倍内閣総理大臣記者会見、令和二年四月七日．
https://www.kantei.go.jp/jp/98_abe/statement/2020/0407kaiken.html

3　新型コロナウイルス感染症対策専門家会議：新型コロナウイルス感染症対策の状況分析・提言、二〇二〇年三月一九日．
https://www.mhlw.go.jp/content/10900000/000610566.pdf

4　Nishi, M.: Jishuku, social distancing and care in the time of COVID-19 in Japan, Social Anthropology, 28(2), 331-332, 2020.

5　カウンセリング辞典（しおり）、朝日新聞、一九九〇年七月十五日．

6　森山至貴：「自粛」する日本社会．ポストコロナ時代の東アジア、玄武岩・藤野洋平編、勉誠出版二〇二〇、一一七－一二七頁.
7 苅谷剛彦：「自粛の氾濫」は社会に何を残すのか. 変質する世界、Voice編集部編、PHP新書、二〇二〇、一六五－一七八頁.
8 Karen Glanz他編（曽根智史他訳）：健康行動と健康教育、医学書院、二〇〇六.
9 大北全俊：新型コロナウイルス感染症 行動変容というリスク・マネジメントと責任. 新型コロナウイルス感染症と人類学、浜田明範他編、水声社、二〇二一、八五－一〇九頁.
10 Lupton, D.: Risk (2nd ed.), Routledge, 132, 2013.
11 ビョンチョル・ハン（横山陸訳）：疲労社会、花伝社、二〇二一.
12 マスク着用の動機「みんな着けているから」同志社大調査「感染防止」関係なく. 日本経済新聞、二〇二〇年八月一一日.
13 NHK：新型コロナ マスク着用どうなる？ 屋外で距離十分なら外しても. 二〇二二年五月一二日.
14 医療従事者や家族へ差別か「子どもの登園拒否された」. 朝日新聞、二〇二〇年四月二六日.
15 法務省：新型コロナウイルス感染症に関連して 差別や偏見をなくしましょう 不安を差別につなげちゃいけない。 人権擁護局フロントページ、二〇二二.
https://www.moj.go.jp/JINKEN/jinken02_00022.html
16 内閣府：偏見・差別とプライバシーに関するワーキンググループ、二〇二〇.
https://www.cas.go.jp/jp/seisaku/ful/yusikisyakaigi.html
17 曽我部真裕：立憲主義のあり方から見る「自粛か強制か」問題. 判例時報、二〇二〇、二四五八、一四四頁.
18 NHK：貧困や格差のない社会へ ＃コロナが私から奪ったもの.
https://www.nhk.or.jp/gendai/comment/0020/

患者家族の面会制限はどこまで許されるのか?

田中 雅之
たなか・まさし◉KARADA内科クリニック渋谷 院長

コロナ禍における医療ケア施設での面会制限

新型コロナウイルス感染症（以下、COVID-19）パンデミックによって、深刻な倫理・法・社会的な問題が数多く生じている。医療は感染拡大によって崩壊の危機に曝され、公平な医療資源の配分法については議論が分かれている。個人のプライバシーへの侵害や国家によるロックダウンを含む行動制限も、公衆衛生対策として実施されているが、賛否両論であり、社会を二分していることもある。

ここでは、医療ケア施設の入院患者に対する家族の面会制限について注目したい。COVID-19のパンデミックによって、医療システムへの感染症の影響を減らすために、世界中で多様な対策が実施されることを余儀なくされた。その一つとして、「医療機関への訪問者の数と訪問期間を厳しく制限する」というＷＨＯの提言に沿った対応がある。

二〇二一年七月に日本クリティカルケア看護学会が実施したCOVID-19感染下の終末期の面会に関する調査では、救急・集中治療領域の終末期に家族面会が実施できた割合は四割に満たなかった[1]。海外でも米国の集中治療の現場を対象とした研究では、四九施設のうち四八施設（九八パーセント）が原則家族面会を禁止し、例外として終末期のみ面会を許可している施設が一五施設（三一パーセント）あった[2]。面会制限の程度は、流行状況、各国の政策方針、ワクチン接種状況などさまざまな要因と医療施設の事情によって変化するだろう。この調査の前後、経時的にどの程度制限が緩和されていったのかは十分にわかっていない。また、この面会制限が感染拡大防止にどの程度の効果があったのかも明らかになっていない。

ただし、この新興感染症に対する対策としての面会制限は、他の重大関連問題と比較すると、個人的・感情的問題として片づけられてしまうものかもしれない。なぜなら、症状をもつ患者の特定と隔離だけでは、COVID-19の感染拡大を抑制できないからである。感染拡大の抑制のためには、無症状感染者からの感染リスクを減らすことが不可欠と指摘され、そのためにはマスク着用、手指衛生、社会的距離が必要であることが言われている[3]。

また、たとえ症状があっても医療機関を受診しない人がいる[4]ように、潜在的に感染拡大のリスクとなる人の数が十分把握できないという懸念も、流行拡大の初期から指摘されてきた。さらに、面会訪問者が直前にたとえ軽微であっても症状を自覚した場合に、適切に面会を自粛するかどうかも疑問がある。流行の初期よりそのような懸念があったために、医療機関が全面的に面会制限を強制的に行ったことも感染拡大の予防としてやむを得ないと多くの人が認識し、広く受け入れられていたのかもしれない。しかし、我々は面会制限を自明と考えるのではなく、倫理的観点からその正当性を慎重に検討すべき問題だと考えている。なぜなら、COVID-19 の感染拡大を懸念することだけが医療の目的ではないはずだからだ。

また、感染を制御することだけが質の高い医療のゴールであるとも言い切れるわけではない[5]。医療者が患者に害を与えるべきではない、ということは周知の倫理原則であるが、感染を蔓延させないようにすることにのみ注意を向けてしまい、家族や愛する人との交流を遮断することが患者にどの程度害を与えてしまっているのかについて認知をしてもよいのではないだろうか。このような状況だからこそ、今自らの医療行動・あるいは周囲の医療体制を多角的に皆で吟味することは重要であると考える。こうした観点から、今回「患者家族の面会制限」について考えていきたい。

面会制限の議論の対象

前述した面会制限の実態は、急性期病院の集中治療室が対象だったが、本論においては特定の診療科や病院の形態は限定せず、すべての入院患者・医療施設を想定したうえで家族の面会に対する制限について論じる。なぜなら患者がＩＣＵに入院するほど重症でなくても、子どもや高齢者でなくても、死期が必ずしも迫っていなくても、そして認知機能が低下していなくても、患者と家族にとって面会は大切なことだからだ。

人生の残りわずかの数時間の面会にのみ焦点を絞った議論は避けたい。明日をも知れぬ人生においては、どのような時期もそれぞれに大切である。入院患者はその疾患の状態に関係なく、いつでも常に急変し得る。また死ぬ時だけを大切にして他の時期を軽視することは良き死につながらないだろう。面会制限の対象は、本来広く議論がなされるべきであるとの主張[5]もあり、私も同様に考えるところである。

面会制限に対する意見

まず「面会制限がどこまで許容されるのか」を考えるうえで、COVID-19パンデミック下において面会制限を支持する議論と反対論について整理していきたい。

家族の面会制限を支持する議論

入院患者に対する家族の面会制限を支持する議論は強力である。

①入院患者を含めた院内感染予防の必要性

医療資源の配分を決める方向性として、その場面で重視される価値によって、①平等主義、②最悪の事態を優先した対応（優先主義）、③利益の最大化（功利主義）、④社会への貢献を考慮する方法が挙げられてきた[6]。これらのルールは、単独で運用されることはほとんどなく、複数のルールを組み合わせて指針を定めていくのが一般的である。ただし、今回のCOVID-19パンデミック、特に感染拡大の初期において感染症の実態も不明であることを考慮すると、面会制限は功利主義的な対策であり、最大多数の最大幸福のためには重要であることは論を待たない。また、BeauchampとChildressの医療倫理の四原則における「無害原則」によっても正当化されるだろう。

さらに、緊急時に個人の自由、個人の選好が制約されることは正当化される。院内感染が起きれば多くの患者が治療に時間がかかり、亡くなる可能性もある。医療専門職を含む医療施設に所属する職員が感染することもある。人命が最も大切であるという観点に立てば、院内感染のリスクを考慮したうえでの面会制限の方針には反論の余地がない。

②医療者への負担の観点

面会をアレンジしなければならない病院職員の負担が増加する。ただでさえ多忙な中で、医学的に重要性の低い事項に対応するために、これ以上負担が増えるのは許容できない。実際に、オランダの長期療養型施設で面会制限を緩和し、面会者の受け入れをした施設職員へのインタビュー調査で準備に対する負担を述べている報告がある[7]。医療スタッフへの負担を考慮すれば、ワクチンなど感染拡大予防を十分に見込めるような手段がない限り病院職員への負担を増やすべきではないという見解によって、面会制限の継続を支持するものになるだろう。

③感染管理が困難なウイルスの性格

未知の微生物であるという観点からも、新興感染症であるCOVID-19の性質を十分に把握できたとは、いまだに言い難い状況である。当初、ワクチンの開発・接種によって感染の収束への大きな期待があった。それでも日本においては複数回接種の国民が増えても、日常生活様式同様に面会制限の状況も大きな変化を見せていない。多くのことが未知である状況を考慮すれば、可能な限り想定し得る最大限の予防策を講じるべきである。予防措置がうまくいかなければ、院内感染、複数の患者の重症化・死亡、医療スタッフ感染と医療崩壊が生じる可能性もある。医療崩壊寸前の状態と言われる中で、院内感染が起きたら対処しきれるはずもない。そのため、少しでも感染の芽は摘まなくてはならないことから面会制限の方針は正当化されるだろう。

④公平性の観点

病院職員の労力や施設の利用という点からは、医療資源配分問題でもある。そして、国民への公平性を期すのであれば、一律、面会制限・禁止を課すのがよい。公衆衛生上の懸念が個人の自由よりも優先される場合でも、この価値の倫理的な運用化は、「権利が侵害されている人々」が不当または不釣り合いに害されないように、倫理的かつ公平な方法で管理される必要があるとされている[8]。パンデミック下において公衆衛生の利益のために訪問を制限することは賢明で倫理的と言えるかもしれない。

家族の面会制限に対する反論

我々は入院患者に対する家族の面会制限方針に対して、以下の少なくとも三つの反論が可能だと考える。

①面会しないと得られないものがあるという観点

面会制限で失われるもの、オンライン使用代替案では補いきれないものがある。不安、悲しみ、寂しさ、孤独感等、直接会えないことによって生じるつらい感情がある。「会いたい人に会えないつらさ」、不自由さ、そこにいるということ、触れられるということ・温もり、触れ合い、同時性、そこにいることの大切さがあると言われている[9]。院内感染および社会の感染拡大を抑制することを理由に、命に関わるかどうかという切り口でだけではなく、入院患者とその家族が被る精神的な害を見過ごしてはならないと私は考える。家族に会えないせいで患者が直接命を落とすわけではないだろう。しかし、だからと言って患者やその家族の情緒的側面を軽視していいことにはならないはずだ。

②医療・ケア提供における家族の重要性

「family-centered care」という概念がある[10]。これは、家族は単なる面会者ではなく医療チームの一員として医療者と情報を共有し、患者のケアや意思決定への参加を積極的に推奨するという理念を最重要視することである。病状の回復促進や入院期間の短縮[11]、医療者の家族との良好な関係構築[12-15]など、患者のみならず家族、医療者の三者にとってfamily-centered careの実践は有益であることが報告されている。また、日本では家族が意思決定に関与する頻度が高率であることも知られている[16]。しかし、パンデミック下で公衆衛生の利益を優先し面会を制限することで、このfamily-centered careの提供ができなくなる可能性がある[8]。そのような中で、医療者が患者のみならず面会者である家族にも日常診療に関わりを持たせることは重要だといえる。面会制限を続けることに対し、プロフェッショナリズムの視座から疑問を呈することを行ってもよいだろう。

③硬直した対応への懸念

急性期病院、慢性期病院、産院、がん治療を専門とする病院、リハビリ病院など、医療を担う施設はさまざまであり、さらにそこにいる患者の状態も当然多様である。また、介護施設には長期・短期の滞在といった違いがあり、療養している患者の免疫の状態も異なるなど、COVID-19の重症化リスクの有無は一様ではないだろう。

たとえば、高齢者には重症化のリスクがあり、逆に小児は高リスクと認識すべきではないとされ、理由も解明されつつある[17]。リスクの異なる患者やその施設に勤める医療スタッフに対し一律の指針で医療を提供することは、大切な家族との時間を奪われる患者にとっては不利益を伴っていると考えられるであろう。すべての医療施設における面会対策が一律であることは、むしろ公正さに欠けるのではないだろうか。

実際に、米国では家族などの面会者を重要な存在として捉えて「essential family caregiver」と呼び、一般の面会者とは異なるガイドラインに準拠した面会規制を設けて、対象者ごとに異なる柔軟な対応を行っていることが報告されている[18]。このように、少しずつ面会の緩和やリスク別の対応が根拠を持って推し進められてもよいだろう。

入院患者に対する家族への面会制限は実は深刻な倫理的ジレンマ

以上から、面会制限を支持する議論のみならず、反対論が存在することも理解できたのではないだろうか。しかし、こうした両論のはざまで面会制限をジレンマと捉えている人もいるだろう。

COVID-19パンデミック下の入院患者に対し、家族の面会制限が生じるのはやむを得ないことだと私は受け入れている。面会制限を支持する強い根拠があるのは前述したとおりである。ただ、同時に無視することができないデメリットが存在することも確かである。とくに、合理性に欠けた硬直した対応を継続することにより、不必要に不利益が増大している可能性もあることを知っておいてほしい。

COVID-19のパンデミックは数年単位にわたる出来事となり、非常事態と言える状況が長く続いている。継続的な対策が講じられている中で、国民がそうした状況を本質的に許容し続けられるものとも信じがたい。今こそ医療者はリスクを適切に評価し効果を把握したうえで、現状の対策を見直していく必要があるのではないだろうか。

また、パンデミックの初期であっても、非常時と言えど失われてはいけない大切なものを抱える人もいる。家族や患者と従来どおりの形で〝面会する〟こともその一つではないだろうか。これからも期間無制限で「非常時」と言われる状況が続く可能性がある。短期的には許容できても、漫然と面会制限を続けることは許容し難いと考える人もいるだろう。

最後に――患者家族の面会制限はどこまで許容されるのか？

この問いに対して私は、いかなる理由があっても患者家族の面会制限がどこまでも継続的に許容されてしまうことは不適切だと考える。面会制限を患者や家族に強いることは、医療機関としてそれを一方的に押し付けている、つまり許容させ続けているとも言い換えられるのではないだろうか。

こうした主張は院内感染の発生を引き起こすことにつながるかもしれないが、今般の多くの病院の一方的で硬直的なポリシーに意見を述べることは重要だと信じて、本論を公にしたいと考えた。一律な面会制限を施行している医療機関は、よりよい代替案を考え、少しずつ門戸を開放し、一方的な取り決めを避け、早期退院を可能な限り試み、職員の負担にならない範囲で面会スペースを設けるなど、具体的に明日からでもできる対策を検討するべきではないだろうか。さらには、面会制限の緩和を試みる医療者や医療機関の対策や判断に対する社会的な理解も必要だろう。

引用文献（ウェブサイト：二〇二二年九月一〇日確認）

1 日本クリティカルケア看護学会・日本救急看護学会合同終末期ケア委員会：救急・集中治療領域における COVID-19 感染下の終末期の面会の実態および看護師・感染管理者の面会に対する意識調査、二〇二一. https://www.jaccn.jp/pdf/COVID-19_terminal_result.pdf

2 Valley, T.S., et al.：Changes to Visitation Policies and Communication Practices in Michigan ICUs during the COVID-19 Pandemic. Am J Respir Crit Care Med., 202(6), 883-885, 2020.

3 Johansson, M.A., et al.：SARS-CoV-2 Transmission From People Without COVID-19 Symptoms. JAMA Network Open, 4(1), e2035057, 2021.

4 Pullano, G., et al.：Underdetection of cases of COVID-19 in France threatens epidemic control. Nature, 590(7844), 134-139, 2021.

5 Andrist, E., Clarke, R.G., Harding, M. : Paved With Good Intentions: Hospital Visitation Restrictions in the Age of Coronavirus Disease 2019. Pediatr Crit Care Med, 21(10), e924–e926, 2020.

6 Persad, G., Wertheimer, A., Emanuel, E.J. : Principles for allocation of scarce medical interventions. Lancet, 373(9661), 423-431, 2009.

7 Verbeek, H., et al., : Allowing Visitors Back in the Nursing Home During the COVID-19 Crisis: A Dutch National Study Into First Experiences and Impact on Well-Being. Am Med Dir Assoc, 21(7), 900-904, 2020.

8 Rogers, S. : Why can't I visit? The ethics of visitation restrictions - lessons learned from SARS. Critical Care, 8, 300-302, 2004.

9 Verbeek, H. : Allowing Visitors Back in the Nursing Home During the COVID-19 Crisis: A Dutch National Study Into First Experiences and Impact on Well-Being. J Am Med Dir Assoc, 21(7), 900-904, 2020.

10 Institute for Patient- and Family-Centered Care : What is patient- and family-centered care?. https://www.ipfcc.org/about/pfcc.html

11 Forsythe, P. : New practices in the transitional care center improve outcomes for babies and their families. Perinatol, 18(6 Pt 2 Su), S13-17, 1998.

12 Gooding, J.S. et al., : Family support and family-centered care in the neonatal intensive care unit: origins, advances, impact. Semin Perinatol, 35(1), 20-18, 2011.

13 Cooley, W.C., McAllister, J.W. : Building medical homes: improvement strategies in primary care for children with special health care needs. Pediatrics, 113(5 Suppl), 1499-1506, 2004.

14 Shelton, T.S., Stepanek, J.S. : Excerpts from family-centered care for children needing specialized health and developmental services. Pediatr Nurs, 21(4), 362-364, 1995.

15 Hurst, I. : One size does not fit all: parents' evaluations of a support program in a newborn intensive care nursery. J Perinat Neonatal Nurs, 2006, 20(3), 252-261.

16 Tanaka, M., et al. : Cross-sectional survey of surrogate decision-making in Japanese medical practice. BMC Med Ethics, 22(1), 128, 2021.

17 Schuler, B.A., et al., : Age-determined expression of priming protease TMPRSS2 and localization of SARS-CoV-2 in lung epithelium. J Clin Invest, 131(1), e140766, 2021.

18 Schlaudecker, J.D. : Essential Family Caregivers in Long-Term Care During the COVID-19 Pandemic. J Am Med Dir Assoc, 21(7), 983, 2020.

ワクチン接種の混乱やデマから考えるヘルスリテラシーの重要性

浅井 篤

あさい・あつし◉東北大学大学院医学系研究科公衆衛生学専攻医療倫理学分野 教授

未曾有の混乱

国内では新型コロナウイルス感染症（以下、COVID-19）のパンデミックへの対処法が、連日政府の対策委員会で議論されている。多くの報道番組でも感染対策の有効性やＰＣＲおよび抗原検査の意義が議論され、百家争鳴の様相を呈している。無数のコロナ関連書籍が出版され、インターネット上には多彩な意見が連日アップされている。ワクチン接種の必要性や是非に関する見解は、手に取る書籍によって、接種義務化論から接種拒絶論まで極端に異なっている。個々人の年齢や身体的状況と医療観にもよるが、ある人はワクチン接種を渇望し、他の人は完全に拒絶する。反ワクチン派団体がワクチン接種会場に押し寄せ、接種を妨害しようと詰めかける事態まで起きている状況である。

今回のCOVID-19への対処に関する論争は一般市民と専門家を巻き込み、見解の内容と持ち出されるエビデンスは玉石混交である。憶測や思い込み、疑いなどによる事実の裏付けのない情報である流言や、誹謗中傷などの嘘の情報であるデマが流布し、人々にワクチン接種を躊躇させたり忌避させたりしている可能性がある[1]。このような懸念すべき状況を鑑み、ここでは、自分や自分の大切な人たちへのワクチン接種に関する意思決定をよりよいものにするために、つまり振り返って後悔することのない意思決定を下すために、現時点で我々にできることは何かを検討したい。

ヘルスリテラシー

自分や自分の大切な人たちへのワクチン接種に関する意思決定をよりよいものにするためには、ヘルスリテラシーが重要である。リテラシーとは、いわゆる教養や「読み書き能力」を意味し、これにヘルスが付くと「健康に関する教養の高さ」ということになる。その定義はさまざまであるが、ここではSørensenらの「健康情報を入手し、理解し、評価し、活用するための知識、意欲、能力」を用いる[2]。

ヘルスリテラシーは人々の健康維持と増進、それらに資する意思決定には欠かせない。医療の多様化・高度化に伴い説明内容が複雑化し説明内容の理解が難しくなっている、誤った健康情報の氾濫や効果や安全性が実証されていない医薬品等の使用頻度が増加している、収入格差が健康格差につながっている等の状況があり、今まで以上に個人、集団、社会レベルでのヘルスリテラシーの向上が必要だと指摘されている。ヘルスリテラシーが不十分な人々は他人から聞いた情報の妥当性を正確に判断できないかもしれない[3]。

ワクチン接種に関連して言えば、「ワクチン・リテラシー」とは十分で正確なワクチンの有効性と安全性に関する情報を入手し、学術雑誌や国あるいは特定グループが提示している各種データの意味を理解し、提示されている数値が自分や社会に対して持つ重要性を的確に評価し、ワクチン接種に関する意思決定に実際に生かすことができる知識、積極性、各種能力ということになるだろう。

ではどんなことを知っていたらいいだろうか。

医学データを理解するために知っていたほうがよい基本的なこと

ワクチン接種効果に関わる医学研究および診療に関する根本的な事項と、個別的なデータのプレゼンテーションの様式について述べたい。

第一に、現実世界で起きている事実を知ることは極めて難しい。どんなに大規模な疫学調査でも、COVID-19に関する真実を知ることはできない。もちろん厳格にデザインされた臨床研究は、集団を代表する参加者を最小限の偏りでサンプルとするが、研究結果と現実は決して同一ではないし、偏りを完全に避けることはできない。また研究データは現実のある一期間だけを切り取って情報収集するので、現実社会の変化を常に反映するわけではない。つまり、データは古くなる。

第二に、検査結果が陽性または異常値ということと、検査対象者の体調が異常な状態にあることとは同じではない。検査には必ず偽陽性と偽陰性が存在する。前者では検査対象者の体調に異常がなくても結果が異常となり、後者では対象者の体調が異常な状態であっても結果が正常になる。一〇〇パーセントの精度をもつ検査方法は存在しない。

ちなみに検査が正しく異常な状態を異常と判定しても、その人が病気であるとか健康に問題を抱えているとか、他の人に病気をうつす状態ということにはならない。正常範囲は、統計学的に決められた一定の範囲で恣意的なものになり得る。つまり、詳細は省くがコロナ抗原検査陰性だからといって感染していないとは言えないし、ＰＣＲ検査陽性だからその人が一〇〇パーセント感染しているとは言えない。

第三に、COVID-19の名のとおり、このウイルスが世界の表舞台に登場した二〇一九年からまだ三年しかたっていない。したがって長期的なことは誰にもわからない。人類がこの感染症に対して集団免疫を獲得できるのか、数年後にワクチン接種による重大な悪影響があるのか、このパンデミックが今後も繰り返されるのかなどは、実際のところは誰も知らない。しかし臨床研究でフォローされた期間や現在の世界的疫学調査でわかっていることは、限界があるにしろわかっている。したがって短期的な視点から言えば、ある程度しっかりしたワクチン接種の効果に関する信頼できるエビデンスが存在すると言えよう。

ワクチン接種と接種後の死亡について因果関係は、現時点ではあるともないとも言えない状態であろう。しかし「因果関係がはっきりしない」という発言は因果関係がないという立場ではないし、接種後に死亡した人の死因すべてがワクチンのせいとは言えないだろう。いずれにせよワクチン接種の悪影響は注視していく必要がある。また研究結果や国が言うところの「ワクチン安全性は確立している」という見解の具体的内容を把握する必要がある。「安全性が確立」=「誰も決して害されない」ではないのだ。

第四に、医学研究の結果が提示されるときの統計学的指標の意味を理解していなければ、ワクチン接種の臨床的重要性が判断できない。仮想データを用いて以下に説明してみよう。

今、仮に四万人を二万人ずつ無作為に二群に分け、介入群の二万人にはコロナワクチンを筋肉注射で接種し、対照群の二万人にはプラシーボ（外見からは見分けのつかない偽薬）を同様に注射し、一定期間がたった時点で両群の感染者数を比較する臨床研究を実施したとする。ワクチン接種群では一〇〇人がCOVID-19を発症し、一九、九〇〇人は発症しなかった。一方、プラシーボ群では五〇〇人が発症し、一九、五〇〇人は発症しなかった。この場合のワクチン接種群発症率は〇・五パーセントで、未接種（プラシーボ）群の発症率は二・五パーセントとなる。この二・五パーセントはCOVID-19のベースラインのリスクとなる。つまり何もしない自然な状態での感染リスクである。

さて、重要な指標として、少なくとも以下の四つがある[4-6]。

①相対リスク（relative risk：RR）は接種群発症率÷未接種群発症率（ベースラインのリスク）で算出され、本仮想事例では0.5％÷2.5％＝0.2となる。これは接種群の未接種群に対するリスク比であり、そのリスクの大きさは五分の一ということになる。

②絶対リスク減少（absolute risk reduction：ARR）は未接種群発症率－接種群発症率で算出され、2.5％－0.5％＝2％となる。これは両群の絶対的、つまり相対的ではないリスクの差である。

③相対リスク減少（relative risk reduction：RRR）は1－相対リスク（RR）あるいは絶対リスク減少（ARR）÷ベースラインリスク（未接種群発症率）で算出され、1－0.2＝0.8となる。またRRRはARRの0.02％÷ベースライン・リスクの0.025でも同じく算出され、同様に0.8となる。つまりワクチン接種によって相対的に感染リスクが八〇パーセント低減すると解釈でき、これがワクチン接種の有効率と呼ばれるものだと思われる。

言い換えれば、二万人中で感染者を五〇〇人から一〇〇人に減らせば、有効率が八〇％だと表現されることになる。紛らわしいが、一〇〇人にワクチンを接種すると八〇人の感染を予防できるという意味ではない。

④治療必要数（number needed to treat：NNT）という概念があり、一名に治療の効果を上げる（今回は一人のコロナ感染を予防する）ためには何人に治療する（ワクチンを打つ）必要があるかという指標であり、1÷ARRで算出される。今回の場合は1÷0.02＝50となる。ワクチン接種をしても、五〇人中四九人には特段の利益がないという解釈も可能となる。

このように、ワクチン接種の有効性について適切に評価する、つまり臨床的重要性、もっと言えば社会的な意義を査定するためには、自然な状態における感染リスクの大きさやワクチン効果に関する率だけでなく、研究参加者の総数の大きさ、ワクチン感染に関わる社会の総数（コロナワクチンに関して言えば、全人類）を考慮に入れることが欠かせない。これに加えて、副反応の大きさ、接種を検討する人々の年齢や合併症の有無を考慮に入れる必要がある。さらに忘れてはならないのは、ワクチンは自己防衛と社会防衛の両方の目的を持っているということだ。

国民の全人口が一億として、全員がワクチン接種すれば、その二パーセントつまり二百万人の感染を防ぐことができる。または八〇パーセントの人が接種すれば同様のことができるかもしれない。医療崩壊を招かないという理由だけからでも、ワクチン接種は社会的な意義があるのではないだろうか。

とは言っても副反応の大きさ、不明な点の多さ、年齢による利益と不利益の大きさの差等を考慮に入れれば、現時点で全国民へのワクチン接種義務化を正当化できるほどの有効性も安全性もないと言わざるを得ない。また事実や確率や数値の大きさに対する判断は最終的には主観的なものとなる。有効性にも安全性にも絶対的基準など存在しない。したがって、十分なヘルスリテラシーと一定の利他精神を持った人々のそれぞれの意思決定によって、ワクチン接種をするか否かを決めるしかない。

後悔のない意思決定を妨げるもの

我々が十分で正確なワクチンの有効性と安全性に関する情報を入手し、学術雑誌や国あるいは特定グループが提示している各種データの意味を理解して、提示されている数値が自分や社会に対して持つ重要性を的確に評価し、ワクチン接種の意思決定に実際に生かすことができる知識、利他心を含めた積極性、各種能力、つまり「ワクチン・リテラシー」を十分に発揮するためには、その発揮を阻害する要因を把握しておく必要がある。それらには、もちろん他にも影響因子はあると思われるが、不安感情、認知バイアス、日本社会において影響力を持つ心理文化社会的傾向があるだろう[7,8]。

第一に、コロナパンデミックにおいて多くの人々が不安を抱いていると思われる。不安が強いと医療の不確実性に対する耐性が低下し、脅威に焦点を当て過ぎ否定的な色眼鏡をかけて情報を見てしまい、中立的見地から吟味できず、意思決定が本人にとって振り返って不本意な内容になる可能性がある。流言やデマは人々が不安や恐怖、怒りなどストレスを感じている時に拡散しやすい[1]。自分の判断は不安で影響を受け得ることを自覚すること、自身の不安感情にある程度慣れること、過剰な不安反応は自らに不利益をもたらす可能性があることへの留意が大切である[7]。

第二に、意思決定における認知バイアス、つまり自分の考え方の癖やデータや情報の捉え方・受け止め方の偏りも、悔いのない意思決定を阻害するだろう。行動経済学の領域では二〇種類以上の認知バイアスが指摘されている[7]。たとえばワクチン接種の効果が相対リスク減少で提示されるか、あるいは絶対リスク減少（ARR）で提示されるかで、我々の接種に関する意思決定は影響を受けるかもしれない。このように、情報の提示のされ方で意思決定が影響される状況を「フレーミング効果」という。また後悔を恐れて積極的な意思決定をしたくないという考え方の癖（無為バイアス）によって、ワクチン接種しないという無作為によるコロナ感染を、ワクチン接種によって副反応に苦しむ結果よりはましと認識するかもしれない。

第三に、最近の日本社会の政治的不祥事とコロナ禍における国民の行動において忖度、自粛、空気を読む、同調圧力がしばしば取り上げられており、医療が社会の中で営まれる限り、医療現場にも無視できない影響があるだろう[8]。たとえばマスクをする、外出を控える、そしてワクチン接種をするなどに関して同調圧力、すなわち「多数派の人々と同じ意思決定をしろ」という見えない圧力が今の世の中にはあるのではないだろうか。このように不安感情に押し流され、冷静に偏りのない比較考量をせずに、剰《あまつさ》え周りに押し切られてワクチンを打つ・打たないを決めるのは、どう考えても避けたほうがよい。

情報と情報理解能力と情報発信元の信頼性すべてが重要だ

フェイク（偽情報）、ハイプ（誇大表現）、流言、デマを信頼に足る情報、つまりファクトから峻別するのは簡単ではない。情報発信元に対する不信感がある場合にはどんな情報もデマに思えてくるかもしれないし、反感や敵意があると何でも陰謀だと感じてしまう可能性がある[1]。

一方で基本的には正しい情報でも、情報発信者がワクチン接種の感染予防効果を「五〇人に一人は利益を得る」とNNT（1－ARR）で表現せず、RRRで有効率八〇パーセントと強調する時、結果を良く見せたい、ワクチンを売りたいという動機があると疑ってしまう人もいるだろう。製薬会社や政府に対する不信感は陰謀論を生むだろう。

ワクチン接種への躊躇に影響を及ぼす要因に、信頼や集団的責任感、リスクに対する安易な見くびり（complacency）が指摘されている[9]。したがって、情報にアクセスする側のヘルスリテラシーとともに、情報発信側の信頼性が問われている。信頼感は自然発生的な感情であり、人に無理やり信頼しろと命じても無駄である。まずは信頼されたい側が信頼に値する存在になることが肝心である。信頼性は信頼感に先立つのだ[10]。

皆が自分のヘルスリテラシーを高め、異なる意見の人々を攻撃することをやめ、製薬会社や医学研究者、そして政府など情報発信側が信頼される存在になることが重要である。しかし、情報に対するデフォルトな姿勢が「まず疑ってかかる」「とりあえず信じない」では物事が始まらない。相互攻撃的な言論があふれている状況をなんとかしなくてはならない。頭をすっきりさせて刻一刻と変化する状況を見定め、落ち着いて、少しだけ利他的に、そして根拠の希薄な陰謀論に惑わされず、目の前の情報や数値の意味を理解し、その個人的社会的意義を評価し、ワクチン接種に関する意思決定を行うことが大切であろう。

将来について誰も何も確かなことがわからない時には、相互信頼で乗り切るしかない。

（謝辞：本稿の仮想事例に関する統計学的計算および指標の表記についてアドバイスをくださった、本書の筆者の一人、田中雅之先生に感謝申し上げます。）

引用文献（ウェブサイト：二〇二二年九月一〇日確認）

1　福長秀彦：新型コロナワクチンと流言・デマの拡散 接種への影響を探る．放送研究と調査、七二（一）、二―二三頁、二〇二二．

2　Sørensen, K., Van den Broucke, S., Fullam, J., et al.：Health Literacy and public Health: a systematic review and integration of definitions and models. BMC Public Health, 12, 80, 2021.

3　江口泰正：健康教育の新しいキーワードとしてのヘルスリテラシー．日本栄養士会雑誌、六一、三一―三九、二〇一八．

4　名郷直樹：六五歳からは検診・薬をやめるに限る!、さくら舎、二〇一七．

5　Ranganathan, P., Pramesh, CS., Aggarwal, R.：Common pitfalls in statistical analysis: Absolute risk reduction, relative risk reduction, and number needed to treat. Perspectives in clinical research, 7, 51-53, 2016.

6　ASIOS、桑満おさむ、名取宏他：新型コロナとワクチンの「本当のこと」がわかる本【検証】新型コロナ デマ・陰謀論、彩図社、二〇二二．

7　浅井篤、大北全俊、尾藤誠司：共同意思決定過程において患者が注意した方がよい点についての考察

CBEL Report, 4(1), 15-28, 2021.

8 Asai, A., Okita, T., Bito, S. : Discussions on present Japanese psycho-cultural-social tendencies as obstacles to clinical shared decision-making in Japan. Asian Bioethics Review, January, 2022. (Published Online)

9 Betch, C., Schmid, P., Heinemeier, D., et al. : Beyond confidence: Development of a measure assessing the 5 C psychological antecedent of vaccination. Plos One, 13(12), e0208601, 2018.

10 Warren, RC., Forro, L., Hodge, DA., et al. : Trustworthiness before trust – Covid-19 vaccine trials and the black community. New England Journal of Medicine, 383, e121(1)-121(3), 2020.

パンデミック下における医薬品の開発と流通
――緊急時のプロセスを考える

井上 悠輔
いのうえ・ゆうすけ◉東京大学医科学研究所公共政策分野 准教授

六〇年前の出来事

専門知に限界があるなか、人々の健康に関係する大きな判断をどう行うか――。今から六〇年前、このような出来事があった。当時、世界的なポリオ（小児まひ）流行の影響を受けつつも、国内メーカーの研究開発が奮わず、日本政府は対応する手段を欠いていた[1]。厚生省（当時）には、海外からワクチンを輸入するよう、さまざまな「陳情」が寄せられた（担当者は「毎日つるし上げ」の状況であったという[2]）。一方、その候補となるワクチンはいまだ試験段階であり、承認に必要な基本的な情報も出揃っていない。「緊急事態に応じた処置」による導入を強く求める議員に、古井厚生相（当時）はこう応じた。

「あなたのおっしゃる気持はよくわかる。わかりますけれども、さらばといって、実験もしないで、というわけにはいかぬことは、あなたが一番よく御承知だ。日本としても実験をしなければならぬ。ソ連でよかったかもしれぬけれども（省略）実験の結果を見ないことには急いでもしようがない。あなたはことさら使いたくないように私が思っておるようなふうに思っておるかも知らぬが、そんな気はありませんよ。だから、できるだけのことをやって、急いで結果を得たいということであって、これ以上何かことさら使うまいとしておるかのようにお考えじゃなかろうけれども、そういうことだったら決してそういう意味じゃないですから、誤解しないように一つお願いしたい。」

（第三八回国会・参議院社会労働委員会・第一八号・昭和三六年四月四日、著者により一部省略）

最終的に古井厚生相は「責任は私一人にある」として、ソビエト連邦（当時）などからのワクチン輸入に踏み切った。後に本人は、手探りのなかでの決定であったと回顧している（「専門家の方で相談してみてくれといったのだが、大体大部分、いい方に皆がみるけれども〝いい〟とは言い切らない」「イチかバチか」[2]）。緊急時における未確立の医薬品の導入にはどのような論点があり、どう決するべきか。新型コロナウイルス感染症（以下、COVID-19）のパンデミックに後押しされるまで、この議論は長らく本格化しなかった。

緊急時における「未確立医薬品」の例外的使用

COVID-19の流行時、多くの国では個人や社会の活動を抑制する措置がとられた。人々の行動抑制によって感染症の流行を遅らせる取り組みは「非医薬品介入」(non-pharmaceutical interventions：NPI)とも呼ばれる[3]。日本で「緊急事態宣言」といわれると、こうした非医薬品的な介入(たとえば、活動の「自粛」、海外渡航の制限)との関係を思い浮かべる人が多いだろう。

しかし、他の先進国の場合、「緊急事態宣言」は通常とは異なる条件で未確立の医薬品の流通が可能になる段階に入ったことの表明、という意味合いもある。たとえば後述する米国の場合、管轄する省の長官による「緊急事態」の宣言が、個別の医薬品等の緊急使用許可に関する前提となる[4]。本稿ではCOVID-19の流行の経験を踏まえつつ、こうした「緊急」時における医薬品の開発や導入判断をめぐる議論の特性に注目して考えることにする(枠組みの議論に焦点を置き、現場での個別の問題、個別の製品の詳細への言及は最低限にとどめる)。

医薬品の研究開発と公衆衛生上の緊急事態

医薬品として何が使いものになるのか。いろいろな物質を試す段階から話は始まる。通常、一つの薬ができあがるには、候補となる物質探しから動物、そして人で試す(=臨床試験)までの多段階の検討が必要であり、多大な年月と労力、費用が必要となる。

一方、緊急時の臨床試験には内容の「robustness」（頑健さ）とともに、「迅速さ」も要請される[5・6]。その状況下での研究は、こうした事態を引き起こす疾患・症状にとって有望な介入手段を試すことに加え、安全・有効でないような介入手段の普及を排除するための知識を得る機会でもある。とくに後者について、WHOの文書は「臨床試験外で未確立の臨床的介入が使用されること（「適応外」介入を含む）は、COVID-19パンデミック時に急増し、実証されていない介入の不当かつ無制限な使用を招き、深刻な倫理的懸念を引き起こしている」[6]と分析している（この点は、次項にも関連する）。

このように緊急事態における臨床試験には、医師の手元に少しでも充実したエビデンスを伴う治療手段を早く知らせる一方で、不適切な医行為を排除する効果が期待される。二〇二二年春の段階で、COVID-19については治療薬として経口抗ウイルス薬で約一〇種、中和抗体薬で約三〇種、ワクチンでは一四九品目について臨床試験が行われていた[7]。無論これらもあくまで「候補」である。

ただ、緊急事態ゆえにこそ注目される「頑健さ」「迅速さ」と、人を対象とする研究ゆえの被験者保護の要請との調整には往々にして困難が伴う。代表的なものは、臨床試験の達成と被験者保護との両立をめぐる問題である。臨床試験の実施計画は、事前の第三者による合議的評価（ethics review）を踏まえ、その計画の倫理面、科学面の評価を経たのち、ようやく開始することができる。緊急事態であるほど、集団にとっての利益と被験者保護の対立が顕在化することも考えられ、むしろ倫理的な検討は平時より難解たり得る[8]。

たとえば、緊急事態だからといって被験者が引き受けるリスクの許容範囲を平時より緩くしてもいいだろうか。新型コロナウイルスのワクチン開発をめぐって話題となった試験の一つに「ヒューマン・チャレンジ・スタディ」がある。健常者の身体に病原体を直接注射し、試験するワクチンの効果を検討する、一種の故意感染試験である。被験者の身体への影響を考慮して、通常は当該病原体について有効な治療手段がある場合に試みられる手法である。しかし、COVID-19については、若年層への影響は限定的であるという見立てのもと、被験者の年齢をこうした年代に限定し、綿密に健康状況を確認することなどを条件とすれば、この種の故意感染は正当化されるという意見も存在した[9]。現に一部の国ではこの試験が実際に行われたが、有識者間でもこの試験への評価は分かれている[10]。

前述した「頑健さ」と「迅速さ」との間でも対立が起こりうる。たとえば、試験計画に定められた薬の投与方針と患者個人に応じた治療との両立をどう図るべきか。パンデミックの最中は、医療機関も治療対応（および、医療機関としての機能維持）に忙殺され、臨床試験の実施は平時のようにはいかない。たとえば、Wangらによる COVID-19の治療薬候補レムデシビルを用いた研究は、平時では一般的な、プラセボ（偽薬）を用いた二重の盲検化（医療者も患者にとっても試験薬を投与されているか、偽薬を用いられているか明かさない）を多施設で行う試験計画として、その結果が大きく注目された。しかし、評価の対象としての適格基準を満たす患者の確保に苦慮し、四三五名の目標のところ二三七名分しか集められず、中間的な評価で終了した[11]。同様のことは方々で生じ、同じ医薬品に関する臨床試験間でも、結果が異なる状況が多発した。断片的で一致しない試験結果に、医療者も当局も振り回されることになった。

医師の治療対応と未確立の医薬品

臨床試験の枠外で展開される治療対応のあり方について若干の補足を加える。人類の経験値の少ない新興感染症に臨んで、医師も手探りで治療対応をすることになる。ただ、こうした対応を支えるエビデンスは必ずしも多くない。医師の裁量範囲と介入を正当化するためのエビデンスのあり方は、緊急時の混乱を最小化あるいは沈静化する意味でも重要な論点である。実際、たとえばフランスでは、不確定な研究成果に基づきながらも特定の医薬品候補を主張する医師や、そうした主張に期待をかける一部の人々の要求に行政や医療界が翻弄され、当該医師の処分をめぐる議論に発展した（ラウル医師事件[12]）。

先述のＷＨＯ文書は、これらの介入について「研究」（「研究倫理」モデル、あるいはそれに相当する仕組み）と同様の評価や把握が求められるべきであると指摘する[6]。その背景として「未確立の医学的な介入」がさまざまに展開されることで、患者に直接及ぼす危険が体系的に把握されない問題、知識として共有・把握されないところで個別の実践が進むことの問題（「学ぶ機会を逃す無責任」）、医療を混乱させ既存の評価の取り組みの妨げになる可能性、そして公衆衛生上の資源の有効活用を乱す可能性などを挙げている。こうした緊急時における試行錯誤は、平時の「compassionate use」（医薬品の従来の適応範囲や臨床試験の枠外で、患者の要請に対応して医薬品へのアクセスが検討されること）

とは内容も規模も異なり、厳密に区別されるべきであると強調されている点も注目されていい。

パンデミック対策と研究開発の調和・不調和

COVID-19の経験を踏まえれば、パンデミックを克服するための医薬品の開発は、公衆衛生上の施策と連動し、また時には一定の緊張関係が生じうることに気付かされる。たとえば上記の「非医薬品介入」が奏功し、感染者数の抑止に成功している国ほど、皮肉なことに医薬品の開発に必要な症例の蓄積や経験は乏しく、治療・予防手段の研究や被験者の確保に出遅れることになる。また、すでに予防接種事業が順調に進行し、国民の大部分が先行して導入されたワクチンを受け終わった国では、後発のワクチンを試すための被験者の確保が困難になる(そのため、日本の一部の企業がそうしたように、海外に被験者を求めることになる[13])。

あるいは、新しいワクチンの被験者には、他の予防接種で有望なものがあっても受けることを控えてもらう場合がありうる(しかも、その被験者は、新薬候補と比較されるプラセボ群の側に割り振られることすらある[14])。ワクチンや治療薬が数量的に限定されている場合、その配分の方針が倫理的な課題になるが[15]、評価が定まらないワクチンの接種は、感染による重症化の回避について高いニーズを有する世代(高齢者?)からはじめるべきか、副反応(副作用)の害が少ない世代(若年者?)からはじめるべきか[16]。このように、医薬品開発が理想とする流れ(例:知識の成熟)と公衆衛生の取り組み(例:資源配分の合理化)との調整の中で、臨床試験の開始や変更、継続の適否を考える必要がある。

緊急時の医薬品の流通をめぐる熱意と不安

ここまで、緊急時における知識の蓄積には、平時と異なる多くの努力が必要となることを見てきた。こうして得られた断片的だが貴重な知識をもとに、特定の医薬品の流通を当局が特別に決定する場合がある。たとえば、米国には医薬品の緊急使用許可（Emergency Use Authorization：EUA）の制度があり、行政対応の一環として位置づけられている（秋山[4]は制度の特徴を「暫定性」「審査手続の適切性」「患者に対する情報提供と同意」「ベネフィット・リスク評価」「生じた被害と救済」等の側面から、特性と課題を検討している）。

日本では、医薬品の流通に要する手続きを短縮・省略できる一定の仕組みは存在してきたが、これは海外ですでに使用実績がある医薬品に限られてきた（特例承認）[17]。二〇二二年に法律が改正され、医薬品等の「緊急承認」が盛り込まれた[18]。この「緊急承認」の要件とは、まず「国民の生命及び健康に重大な影響を与えるおそれがある疾病のまん延その他の健康被害の拡大を防止するため緊急に使用されることが必要な医薬品であり、かつ、当該医薬品の使用以外に適当な方法がないこと」（緊急性、代替性）である。想定される事態としては、パンデミックに限らず「原子力事故、放射能汚染、バイオテロ等の発生時も健康被害の状況等を勘案のうえ該当しうる」[19]とする点も知っておくべきだろう。また、この場合の「承認」は、あくまで暫定的なものであり、一定の期限内に改めて有効性等の確認が求められ、平時と同様の安全性の基準を求めつつ（安全性）、有効性については「推定」をもとに導入が許される（有効性の推定）。

審査の範囲と位置付け

冒頭の例にも見るように、医薬品をめぐる人々の高い期待や懸念はときに審査プロセスへの圧力に転化しうる[20]。たとえば米国では医薬品の承認を世界に先駆けて進めることに熱心なあまり、当時の政権が規制当局であるＦＤＡに強い圧力をかけたとされる（当時のトランプ米国大統領は、ＦＤＡによる審査姿勢の「慎重さ」は自身の選挙妨害だと主張したという逸話も紹介されている）[21]。専門家による客観的、中立的な判断が、それとは異なる行政や政治的な文脈で歪められるようなことはあってはならない。

一方、感染症に代表される公衆衛生の重大事という状況を考慮すれば、次のような指摘もありうる。パンデミックは、科学、価値、政治をまたぐ課題であり、科学対政治といったシンプルな二分論では済まない。決定のどの部分までが政治との議論で語られ、またそうあってはならないかという整理も一層重要である[22]。科学的な評価が求められるコアの部分が影響を受けることがあってはならないが、医薬品に何を託すのか、どう活用するかは社会的にも論点になりうる（たとえば評価されるべき「有効性」とは何か、数量が限られている医薬品の流通に際してどのような配分方針をとるかなど）。

害・負担の軽減をめぐる課題設定

最後に、こうした暫定的な承認を経た医薬品の流通を支える仕組みの一端に触れる。まず考慮されるべきは、医薬品を処方する医師とそれを服用する患者への配慮である。とくに必ずしも完成品とは言えない医薬品に曝される患者の害についてはどうか。

日本では国が承認した医薬品の服用による害については、一定の要件で医薬品副作用被害救済制度の補償対象となる[23]。同様に予防接種については、予防接種健康被害救済制度が存在する（企業が一部を負担する医薬品副作用被害救済制度と異なり、予防接種の救済制度は国の供出する資金による）。これらは緊急承認された医薬品についてもカバーされる。一方、こうした承認の前に、従来の医薬品を転用して（いわゆる「適応外」）医薬品の投与を受けた患者への対応には課題を残している[23]。

また、平時から医療者や企業の他、市民・患者が当局に直接、自身の経験した副作用（予防接種の副反応を含む）を報告できる仕組みがあり[24]、緊急承認を受けた医薬品についても検討の対象になる。しかし従来、日本では他国に比してこの制度の活用実績は大きく低迷している。こうした患者・市民の経験した負担や害の経験を社会に共有する仕組みの促進、支援も課題になるだろう。

医薬品を開発する企業の負担軽減についても触れる必要がある。治療薬やワクチンが研究開発を経て広く必要とする患者・市民に行き渡るためには、企業の参画がとても重要である。忘れがちではあるが、緊急時に対応した医薬品の開発は企業にとってもリスクの大きな取り組みである。パンデミックは文字通り「流行りもの」であり、とくに病原体の変異も著しい場合には、研究開発に投入した資金の回収は容易ではないだろう。また、一刻も早く市民に届けようと開発したものが、後に健康被害が判明し、企業側が賠償請求される可能性もゼロではない。平時と同様の基準を求められると、開発に手を挙げる企業は減るかもしれない。加えて、有効性が高ければ途上国が安価にアクセスできるよう知的財産を放棄することを求められる場合すらある（たとえば、米国バイデン政権はこうした姿勢を繰り返し主張してきた[25]）。

そこで各国の政府は、企業側のこうしたリスクの一部を肩代わりするなど負担軽減策を積極的に講じてきた。我が国でも、ワクチン接種後に副作用で健康被害が起きた場合、企業が支払う損害賠償金を国が肩代わりする仕組みが設けられた（同様の措置は、新型インフルエンザ（A/H1N1）が流行した二〇〇九年にもとられた）。その他にも、医薬品の承認前の事前買取[26]の保証や約束というものがある。「研究開発を成功裏に完了することに対して報酬を与え、投資に対する見返りについての不確実性を減らす。さらに競争を促進し、開発競争への民間投資家の参入を促し、有効な医療技術の生産を支援する」[27]もので、有望な医薬品について一定量の確保を確約できていることは、政府にとっても大きな安全材料である。

一方、これらの調整や決定には透明性が欠かせない。不透明な決定と見做されれば、「粗悪品が導入されても企業はその責任を負わない」「先に買取りが決まっていることは、その後の審査の中立性に影響するのではないか」との疑念も招く。こうした懸念もまた、その後の医薬品の流通や処方に影響を及ぼしうる。

「緊急承認」制度の出発

医薬品の流通に至る経緯は極めて複雑である。ここでは緊急時の特性が顕著に現れる場面に絞って概観した。なお、本稿執筆時点において日本では緊急承認の第一号候補となる医薬品の審査が行われている。この審査は通常と異なり一般にも視聴可能な形で公開された。一方、行政への圧力を匂わせる政治家の存在[28]、国の会議に出席した「専門家」の選定の基準[29]、意見の代表性自体が問題視された学会意見文書[30・31]など、議論の進め方についても懸念が示されたことを記しおく。

平時と異なり、専門知の定まらない状況での議論であるからこそ、一つひとつのプロセスがより重要な意味を持つ。次なる緊急事態に備えた視点からも、COVID-19から得た教訓を大事にするべきだろう。

引用文献（ウェブサイト：二〇二二年九月一〇日確認）

1 平山宗宏：ポリオ生ワクチン緊急導入の経緯とその後のポリオ．小児感染免疫、一九(二)、一八九－一九六、二〇〇七．

2 小山路男：首をかけた生ワクチンの採用．戦後医療保障の証言、二六三－二六九、総合労働研究所、一九八五．

3 Haug, N., Geyrhofer, L., Londei, A. et al.：Ranking the effectiveness of worldwide COVID-19 gcvernment

interventions. Nature Human Behavior, 4, 1303-1312, 2020.

4 秋元奈穂子：公衆衛生上の緊急事態における医薬品の規律——米国緊急使用許可の性格と制度的対応・立教法学、一〇五、一－四五、二〇二一

5 WHO：WHO-ICMRA joint statement on the need for improved global regulatory alignment on COVID-19 medicines and vaccines.
https://www.who.int/news/item/06-11-2020-who-icmra-joint-statement-on-the-need-for-improved-global-regulatory-alignment-on-covid-19-medicines-and-vaccines

6 WHO：Emergency use of unproven clinical interventions outside clinical trials: ethical considerations, 2022.
https://www.who.int/publications/i/item/9789240041745

7 内閣府健康・医療戦略推進事務局：内閣府新型コロナウイルス感染症に関する国内外の研究開発動向について、二〇二一 https://www.kantei.go.jp/jp/singi/kenkouiryou/tyousakai/dai31/sankou6.pdf

8 Shuster E. Interests divided: Risks to disaster research subjects vs. benefits to future disaster victims. In: O'Mathúna DP, et al, eds. Disaster Bioethics: Normative Issues When Nothing is Normal. Springer,108－28, 2014.

9 WHO：Key criteria for the ethical acceptability of COVID-19 human challenge studies, 2020.
https://apps.who.int/iris/handle/10665/331976

10 Cohen, J.：Controversial 'human challenge' trials for COVID-19 vaccines gain support, 2022.
https://www.science.org/content/article/controversial-human-challenge-trials-covid-19-vaccines-gain-support

11 Norrie, J.D.：Remdesivir for COVID-19: challenges of underpowered studies. Lancet, 395(10236), 1525-1527, 2020.

12 French professor faces disciplinary case over hydroxychloroquine claims, Guardian, Nov. 12, 2020.

https://www.theguardian.com/world/2020/nov/12/covid-professor-didier-raoult-hydroxychloroquine

13 塩野義ベトナムでコロナ薬・ワクチン開発加速、化学工業日報、二〇二一年一一月二六日．

14 独立行政法人医薬品医療機器総合機構ワクチン等審査部：新型コロナウイルス（SARS-CoV-2）ワクチンの評価に関する考え方（補遺二）プラセボ対照試験の被験者等に対する倫理的配慮について、二〇二一年六月．
https://www.pmda.go.jp/files/000241066.pdf

15 Emanuel, E.J., Persad, G., Upshur, R., et al.：Fair Allocation of Scarce Medical Resources in the Time of Covid-19, N Engl J Med, 382(21), 2049-2055, 2020.

16 Matsui, K., Inoue, Y., Yamamoto, K.：Rethinking the Current Older-people-first Policy for COVID-19 Vaccination in Japan, Journal of Epidemiology, 31(9), 518-519, 2021.

17 秋元奈穂子：緊急時の公衆衛生と薬事承認——日米比較、年報医事法学、三七、八三–九五、二〇二二．

18 厚生労働省：医薬品、医療機器等の品質、有効性及び安全性の確保等に関する法律等の一部を改正する法律（令和四年法律第四七号）．〔第一四条の二の二（緊急承認）などを参照されたい〕

19 厚生労働省医薬・生活衛生局医薬品審査管理課長：緊急承認制度における承認審査の考え方について、薬生薬審発〇五二〇第一号、二〇二二年五月二〇日．

20 Avorn, J., Kesselheim, A.：Regulatory Decision-making on COVID-19 Vaccines During a Public Health Emergency. JAMA, 324(13), 1284-1285, 2020.

21 Brown, B.：Ethics of Emergency Use Authorization During the Pandemic, The Hasting Center, Oct. 30, 2020.
https://www.thehastingscenter.org/ethics-of-emergency-use-authorization-during-the-pandemic/

22 Holly Fernandez Lynch, H.F., Joffe, S., McCoy, MS.：The limits of acceptable political influence over the FDA. Nat Med, 27, 188-190, 2021.

23 山口斉昭：緊急事態における医薬品等の使用により健康被害が生じた場合の補償について．医事法研究、五、五五－七九、二〇二二．

24 Kitabayashi, A., Inoue, Y. : Factors that lead to stagnation in direct patient reporting of adverse drug reactions: An opinion survey of the general public and physicians in Japan. Therapeutic Innovation & Regulatory Science, 56, 616-624, 2022.

25 The White House : Statement by President Joe Biden on the Omicron COVID-19 Variant, Dec. 26, 2021. https://www.whitehouse.gov/briefing-room/statements-releases/2021/11/26/statement-by-president-joe-biden-on-the-omicron-covid-19-variant/

26 ＩＦＰＭＡ（日本製薬工業協会訳）：COVID-19からの教訓、二〇二二．https://www.jpma.or.jp/globalhealth/infection/pandemic_awareness/rfcmr000000003b7m-att/rfcmr000000003bcf.pdf

27 経済協力開発機構（OECD）：新型コロナウイルス感染症の治療方法とワクチン 研究開発、製造、使用に関する政策調整の必要性、二〇二〇．https://doi.org/10.1787/01dc92e8-ja

28 自民議連：緊急承認制度の在り方議論、産経新聞、二〇二二年九月七日．https://www.sankei.com/article/20220907-O4FLU2763FJZRF3ZTIAUP4SDKU/

29 厚生労働省：薬事・食品衛生審議会医薬品第二部会議事録（薬事分科会・医薬品第二部会 合同開催）、二〇二二年七月二〇日．https://www.mhlw.go.jp/stf/newpage_27328.html

30 日本感染症学会・日本化学療法学会：新型コロナウイルス感染症における喫緊の課題と解決策に関する提言、二〇二二年九月二日．https://www.kansensho.or.jp/uploads/files/guidelines/teigen_220902.pdf

31 塩野義コロナ薬「承認を」感染症学会など提言 疑問の声あがり波紋も．朝日新聞、二〇二二年九月七日．https://digital.asahi.com/articles/ASQ973JDVQ95UTFL00T.html

深刻化する社会経済的格差と健康格差の悪循環

圓増《えんぞう》 文《あや》
東北大学大学院医学系研究科医療倫理学分野 助教

深刻化する格差

心血管疾患やがん、慢性呼吸器疾患、糖尿病に代表される慢性疾患は、今日、世界に深刻な影響をもたらしている。慢性疾患のうち、とくに非感染性疾患による死者は世界の年間死亡者数の七一パーセントを占める[1]。米国では、成人人口の六〇パーセントが心疾患、がん、慢性呼吸器疾患、脳卒中、アルツハイマー型認知症、糖尿病、慢性腎臓病のいずれかに罹患している[2]。日本の場合、年間死亡者数の約五割をがん、循環器疾患、糖尿病、慢性閉塞性肺疾患など慢性疾患による死亡が占めている[3]。

こうした慢性疾患の蔓延への対策は、近年、国際的にも各国内においても主要な政策課題の一つと位置づけられている。とくに慢性疾患の罹患率や死亡率における格差については深刻な社会的不正義として、多くの国々が取り組んできた。

新型コロナウイルス感染症（以下、COVID-19）パンデミックはこうした慢性疾患の課題をさらに深刻化させる懸念がある。というのも、慢性疾患はCOVID-19の重症化因子であり、慢性疾患にまつわる既存の格差がパンデミックによってさらに拡大する懸念があるからである。実際にCOVID-19の罹患率や重症化率、死亡率における格差が存在するのかどうかについては、欧米を中心にした幾つかの国において研究が進められている。本稿では、こうした最新の研究動向を踏まえたうえで、パンデミックによって深刻化する格差に対し、どのような対応が必要かを考えたい。

パンデミック以前からの課題——社会経済的格差と健康格差の悪循環

社会経済的格差の是正は、パンデミック以前から国際社会および各国が取り組むべき課題とされてきた。二〇二一年の時点で世界人口の富裕上位一〇パーセントが世界資産の七六パーセントを保有するのに対し、下位五〇パーセントの保有する富は二パーセントに過ぎない[4]。二〇一五年の国連サミットで採択されたSDGs（持続可能な開発目標）でも、各国内および各国間の不平等を是正することが各国共通の目標の一つとされている[5]。日本国内では、非正規雇用の増加を背景に、近年とくに若年・中年層の所得格差拡大が問題となっている[6]。

健康格差はこうした社会経済的格差に関連して近年関心を集めてきた問題の一つである。「健康格差」とは、平均寿命や死亡率、慢性疾患の罹患率など、社会経済的状況の異なる集団間で見られる健康上の不平等のことを指す[7]。これまでの社会疫学研究の蓄積を通じてさまざまなことが明らかにされてきた。それによると、ある社会に見られる人々の健康格差は一般にその社会の社会経済的な格差と強い相関があり、その違いは単に社会の最貧層の健康状態が極端に悪いことに還元されない。人々の社会経済的地位がより低くなれば、それだけその人の健康状態も悪くなる――慢性疾患罹患率や死亡率が高くなる――ことが指摘されている[8]。

健康格差は社会経済的格差の大きい一部の国だけでなく国際的に広く見られる。さらに社会経済的格差が大きい国では格差の小さい国の豊かな層に比べ、豊かな層の健康状態がより悪いことも明らかになっている。日本でもここ一〇年間で調査が進み、日本特有の健康格差の傾向が指摘されている[7]。

健康格差が生じる背景には、教育水準、雇用状況、労働環境、経済状態、住環境、幼児期の環境といったいわゆる「健康の社会的決定要因」(social determinants of health：SDH)の存在が指摘されている。社会的決定要因は罹患率に格差をもたらすだけでなく、罹患した後に必要となる治療・自己管理の継続にも格差をもたらす[9]。また病気に関連したスティグマや失業、貧困等は患者の治療・自己管理の中断に大きな影響を与える要因であることが明らかになっている[10]。

つまり社会経済的に不利な立場に置かれている人々は、そうでない人に比べて健康状態に関して重層的な不利益を受けていることになる。まずはその社会的経済的要因から慢性疾患に罹患する高いリスクをもっており、また同じ要因によって治療や自己管理の継続が困難だというリスクをもつ。さらにその結果として病気を悪化させ早死する高いリスクが生じる。

パンデミックの影響

パンデミックはすでにある健康格差と社会経済的格差を、さまざまな形でさらに加速させる可能性がある。慢性閉塞性肺疾患や慢性腎臓病、糖尿病、高血圧などの慢性疾患はCOVID-19の重症化リスクを高める因子であるため、慢性疾患に関連する既存の格差に応じた重症化や死亡リスクの違いが指摘されている。その他にも感染リスクや検査・医療アクセス、感染症対策に伴う社会経済的ダメージ、ワクチン接種など、さまざまな点に関して社会経済的格差に応じた格差が考えられる。こうした格差を検証しようとする調査研究は、多くの国や地域において進められている。以下ではその一部を紹介していきたい。

感染リスク・重症化リスク・死亡リスクにおける格差

従来から深刻な格差が社会問題となってきた米国では、パンデミック初期から感染率・重症化率・死亡率の格差について調査されてきた。複数の調査から所得や学歴、職種、地域の貧困レベル、雇用、住環境、人種、民族といった社会経済的要因が感染率と死亡率に関連していることが示されている[11・12]。一部の地域で行われた調査では困窮者や低所得者、保険未加入者、非住宅所有者の住民の割合が高い地域ほどそうでない地域に比べて罹患率が高いことが示された。同じ調査では、医療や介護、運送業、サービス業など非白人労働者の多い業種に従事する住民の割合が高い地域もまた、そうでない地域よりも罹患率が高いと報告されている[12]。

社会経済的格差が比較的小さい国でも同様の傾向が報告されている。スウェーデンの一部の地域で行われた調査では、COVID-19関連の死亡率は年齢や性別と関連があるのに加えて、所得、学歴、出身地域（移民かどうか）といった要因とも強く関連することが明らかにされている[13]。全国規模の調査によると、皆医療保険制度が整備されているスウェーデンにおいても、日々の健康管理や感染リスク、ヘルスリテラシー（健康情報を活用する能力）、検査や医療ケアへのアクセスなど、医療機関に入院するまでの過程に関して、社会経済的格差に応じた格差が示唆されている[14]。

日本において行われた調査でも格差が指摘されている。県ごとの感染率と死亡率の違いを比較した調査によると、平均世帯所得や生活保護受給者割合、失業者割合、住環境、喫煙率、肥満率といった社会経済的特性において最も不利な状況にある県では、そうでない県と比べて感染率や死亡率が高い傾向にある。とくに喫煙率と肥満率の高さは死亡率の高さと強い関連があるという[15]。

ワクチン接種に関連した格差

ワクチン配分の深刻な国際格差に加え、全国民・全住民に対して確保してきた国々の内部でもワクチン接種に関する格差が指摘されている。というのも、ある個人が接種するかどうかは「本人が接種へのためらいや抵抗感をどれだけもつか」や「ワクチンについての情報や政策をどれだけ信じるか」に依拠するが、複数の調査を通じてこの点でも社会経済的格差の影響が指摘されているからである。

米国の調査によると、低学歴や共和党支持といった特性の人はワクチンについての誤情報を信じる傾向が強く、さらに低学歴、低所得、ヒスパニック系、共和党支持などの特性の人は、いったん信じた誤情報をその後も信じ続ける傾向が強い。また誤情報を信じる人は、同時に政府やメディア、科学者、医師、社会的制度などへの信頼が低い傾向にあるという[16]。接種をためらう人の理由や特性を調べた日本の調査では、ためらいの態度に関連する要因として年齢と性別（若年女性）に加えて、所得等の経済状態、学歴、一人暮らしかどうか、重度の心理的な不調があるか、政府や政策への不信感をもつかどうかといった社会経済的特性が明らかにされている[17・18]。

感染症対策に関連した格差

感染症に加えその対策も既存の格差を深刻化させる可能性がある。ロックダウンや外出自粛による失業や減収、生活不安、社会的孤立・排除は非正規労働者や低所得者、困窮者、虐待やＤＶの被害者など、もともと弱い立場にある人をさらに追い詰める。また運動不足やストレス、受診抑制などをきっかけに既往症を悪化させる人の増加による既存の健康格差の拡大も懸念される。

米国では、飲食業や小売業など非白人事業主が多くを占めるビジネスが大きな打撃を受けた。またロックダウン中でも在宅勤務ができないエッセンシャルワーカーは、多くの国において移民や非白人労働者が占めている[19]。日本では女性の非正規労働者の割合が高い飲食・宿泊業などで経済的な打撃が深刻である。パンデミックが人々の心理状況に及ぼす影響について調べた日本の研究では、低所得の人（世帯年収二〇〇万円以下）や若年男性（二〇代）、働いていない男性は心理的な落ち込みが強い傾向にあるという[20]。内閣府報告書によるとＤＶや性犯罪、性暴力の相談件数はパンデミック下において増加しており、女性への暴力の増加や深刻化が指摘されている[21]。

以上、紹介してきた調査研究はいずれも調査時期や地域が限定的であり、背景にある文化や社会制度、感染症対策もさまざまであるため安易に一般化することは難しい。しかし少なくとも、COVID-19パンデミックが社会経済的に不利な立場に置かれている人に対し、とくに偏って大きな負担やリスクを課す傾向にあることは多くの調査が一致して示唆している。つまり今回のパンデミックは、既存の社会経済的格差とそれに起因する健康格差のそれぞれをさらに悪化させ、ひいては社会経済的格差と健康格差の悪循環をさらに強化すると言える。

感染症対策による格差と対応策

それでは、深刻化する格差の悪循環に対しどのような対策が必要だろうか。すでに提案されている対策としては、まずどのような社会経済的特性の人がその社会・地域において最も弱い立場にあるのかを調査すること、そしてそうした人々に特化した支援を最優先にすることがある。どのような特性の人がパンデミックによって大きな打撃を受けるのかは、それぞれの社会や地域の文化や歴史、制度によって大きく異なるからである。

ただ同時に、感染症対策が格差を強化し得ることにも留意が必要である。感染症対策の多くは、ロックダウンや外出自粛要請、自宅療養など、個々人の家や家庭を前提におくものであるため、こうした点でもとから社会的に不利な立場に置かれてきた人々——家を失った、家に居場所がない、暴力を受けている、他の人の介助なしでは生活が困難など——をさらに追い詰める可能性がある。この点に関連し、たとえばホームレスやＤＶ被害女性への住居支援など従来の公的支援がそもそも十分機能してないという指摘もある[22]。

パンデミック以前からの支援体制に信頼を置くことができなければ、ワクチン接種を含めた政府の感染症対策を信頼することは難しいだろう。パンデミックをきっかけとして顕在化した既成の支援体制の問題点を改善することも必要である。

引用文献（ウェブサイト：二〇二二年九月一〇日確認）

1　WHO : Noncommunicable diseases: Key facts, 2021.

https://www.who.int/news-room/fact-sheets/detail/noncommunicable-diseases
2 NCCDPHP (National Center for Chronic Disease Prevention and Health Promotion)：About Chronic Diseases, 2021. https://www.cdc.gov/chronicdisease/about/index.htm
3 厚生労働省：令和三年版厚生労働白書、二〇二一．https://www.mhlw.go.jp/stf/wp/hakusyo/kousei/20/
4 World Inequality Lab：The World Inequality Report 2022, 2021. https://wir2022.wid.world/download/
5 UN (United Nations)：Transforming our world: the 2030 Agenda for Sustainable Development, 2015. https://sdgs.un.org/2030agenda（日本語 https://www.mofa.go.jp/mofaj/gaiko/oda/sdgs/about/index.html）
6 井上誠一郎：日本の所得格差の動向と政策対応のあり方について、独立行政法人経済産業研究所 ポリシー・ディスカッション・ペーパー、二〇-P〇一六、二〇二〇．
7 近藤尚己：健康格差対策の進め方、医学書院、二〇一六．
8 カワチ・イチロー：命の格差は止められるか、小学館、二〇一三．
9 Redman, B.K.：Responsibility for Control; Ethics of patient Preparation for self-management of chronic disease. *Bioethics*, 21(5), 243-250, 2007.
10 Kardas, P., et al.：Determinants of patient adherence: a review of systematic reviews. *Front Pharmaco*, 4, article 91, 1-16, 2013.
11 Wadhera, R.K., et al.：Variation in COVID-19 hospitalizations and deaths across New York City boroughs. *JAMA*, 323(21), 2192-2195, 2020.
12 Hawkins, D.：Social Determinants of COVID-19 in Massachusetts, United States: An Ecological Study. *J Prev Med Public Health*, 53(4), 220-227, 2020.
13 Drefahl, S., et al.：A population-based cohort study of socio-demographic risk factors for COVID-19 deaths in

Sweden. *Nat Commun*, 11(1), 5097, 2020.
14 Gustafsson, P.E., et al. : Inequitable impact of infection: social gradients in severe COVID-19 outcomes among all confirmed SARS-CoV-2 cases during the first pandemic wave in Sweden. *J Epidemiol Community Health*, 76(3), 261-267, 2022.
15 Yoshikawa, Y., Kawachi I. : Association of Socioeconomic Characteristics With Disparities in COVID-19 Outcomes in Japan. *JAMA Netw Open*, 1, 4(7), e2117060, 2021.
16 Ognyanova, K., et al. : The COVID States Project #82: COVID-19 Vaccine Misinformation Trends, Awareness of Expert Consensus, and Trust in Social Institutions. *OSF Preprints*, 2022.
17 Kadoya, Y., et al. : Willing or Hesitant? A Socioeconomic Study on the Potential Acceptance of COVID-19 Vaccine in Japan. *Int J Environ Res Public Health*, 18(9), 4864, 2021.
18 Okubo, R., et al. : COVID-19 Vaccine Hesitancy and Its Associated Factors in Japan. *Vaccines (Basel)*, 9(6), 662, 2021.
19 Kawachi, I. : COVID-19 and the 'rediscovery' of health inequities. *Int J Epidemiol*, 49(5), 1415-1418, 2020.
20 Nagasu, M., et al. : Impacts of anxiety and socioeconomic factors on mental health in the early phases of the COVID-19 pandemic in the general population in Japan: A web-based survey. *PLoS One*, 16(3), e0247705, 2021.
21 内閣府男女共同参画局：コロナ下の女性への影響と課題に関する研究会報告書、二〇二一.
https://www.gender.go.jp/kaigi/kento/covid-19/index.html
22 稲葉剛・小林美穂子・和田静香編：コロナ禍の東京を駆ける、岩波書店、二〇二一.

「Nursing Today ブックレット」の発刊にあたって

日々膨大な量の情報に曝されている私たちにとって、一体何が重要でどれが正しく適切なのかを見極めることがますます難しくなってきています。

そこで弊社では、看護やケアをめぐりいま社会で何が起きつつあるのか、各編集者のさまざまな問題意識（＝テーマ）を幅広くかつ簡潔に発信していく新しい媒体、「Nursing Today ブックレット」を企画しました。

あえてウェブでもなく、雑誌でもなく、ワンテーマだけの解説を小冊子にまとめる手段を通して、医療と社会の間に広がる多様な課題について読者の皆さまと情報を共有し、ともに考えていくための新たな視点を提案していきます。　（二〇一九年六月）

本書についてのご意見・ご感想、著者へのメッセージ、「Nursing Today ブックレット」で取り上げてほしいテーマなどを編集部までお寄せください。https://jnapcdc.com/BLT/m/

Nursing Today ブックレット・17

「コロナ」がもたらした倫理的《りんりてき》ジレンマ
――パンデミックは私《わたし》たちをどう変《か》えたか

二〇二二年一〇月二五日 第一版 第一刷発行　〈検印省略〉

執　筆　大北全俊《おおきたたけとし》・田中雅之《たなかまさし》・浅井篤《あさいあつし》・井上悠輔《いのうえゆうすけ》・圓増文《えんぞうあや》

発　行　株式会社 日本看護協会出版会
〒一五〇－〇〇〇一 東京都渋谷区神宮前五－八－二
日本看護協会ビル四階
〈注文・問合せ／書店窓口〉
電　話：〇四三六－二三－三二七一
ＦＡＸ：〇四三六－二三－三二七二
〈編集〉電　話：〇三－五三一九－七一七一
〈ウェブサイト〉https://www.jnapc.co.jp

デザイン　Nursing Today ブックレット編集部

印　刷　日本ハイコム株式会社

ISBN978-4-8180-2539-4